CONGRÈS INTERNATIONAL DE L'ÉDUCATION PHYSIQUE

PARIS — 17-20 MARS 1913

De l'Éducation Physique

DANS LES ÉCOLES PRIMAIRES DES GRANDES VILLES

PAR

M. LE DR FOUINEAU

MÉDECIN-INSPECTEUR DES ÉCOLES DE LA VILLE DE PARIS

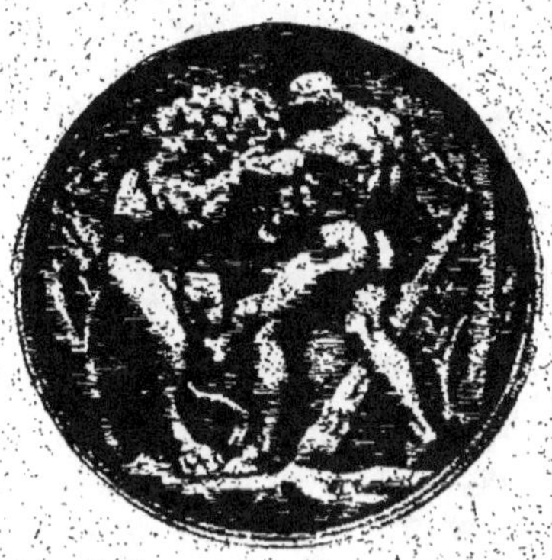

PARIS

IMPRIMERIE CHAIX

Succ. B, 11, boulevard St-Michel

1913

DE L'ÉDUCATION PHYSIQUE
DANS LES ÉCOLES PRIMAIRES DES GRANDES VILLES

Par M. le Dr **FOUINEAU**, Médecin-Inspecteur des Écoles de la Ville de Paris.

L'éducation physique est depuis plusieurs années à l'ordre du jour.

Sous la poussée de nombreuses collectivités, de Congrès qui ont déterminé un courant d'opinions en faveur de cette éducation, les Pouvoirs publics ont commencé à s'occuper sérieusement de cette question et il suffit de parcourir la liste des membres patronant ce Congrès pour pouvoir espérer que le temps est peut-être proche où l'éducation physique marchera de pair avec l'éducation intellectuelle dont elle n'aurait jamais dû être séparée.

Nous n'avons à nous occuper ici que de l'éducation physique à l'école primaire des grandes villes ; la tâche est assez vaste et assez importante pour qu'elle ait pu nous effrayer si nous n'avions heureusement des guides précieux dans les nombreux auteurs qui se sont occupés de cette question.

C'est à l'école primaire, en effet, que l'on doit inculquer à l'enfant le goût des exercices physiques ; c'est là, où il faut lui faire comprendre l'utilité de ces exercices, où il faut lui faire admettre la nécessité de continuer à développer encore, lorsqu'il abandonnera l'école pour l'atelier, l'éducation physique qu'il y aura acquise, c'est à partir de ce moment-là que les œuvres postscolaires devront parachever l'œuvre des instituteurs et le confier, devenu homme, en toute sécurité à l'armée.

C'est assez dire le rôle important que l'école primaire a à remplir dans l'amélioration de la race.

HISTORIQUE.

La question de l'éducation physique date, on peut le dire, de l'origine du monde ; de tous temps des pratiques ou des exercices destinés à perfectionner l'organisme humain ont été appliqués. Les Grecs s'occupaient de développer chez les enfants les facultés physiques et l'historien allemand Curtus nous montre comment les Athéniens entendaient l'éducation (1) :

« Ce que nous voyons peu à peu se développer chez les Athéniens c'est l'idée d'une civilisation qui façonne le corps et l'âme dans une proportion égale. On ne pensait pas alors que l'homme fut composé de deux moitiés originellement inégales et inégalement respectables, et que des deux moitiés une seule, l'esprit, mérita une sollicitude particulière. On ne pouvait s'imaginer un esprit sain dans un corps débile, ni une âme saine dans une enveloppe négligée et alourdie. L'équilibre de

____

(1) Dufestel, *Hygiène scolaire.*

l'être corporel et de l'être spirituel, le perfectionnement harmonique de toutes les forces et de tous les instincts de la nature ; telle était pour les Grecs la tâche de l'éducation, et voila pourquoi l'adresse robuste, la souplesse des membres, une attitude libre et dégagée, la netteté et la vivacité du regard n'avaient pas moins de valeur aux yeux des Grecs que la culture de l'esprit, la finesse du jugement, l'habileté dans les arts des muses. La musique et la gymnastique étaient réunies, inséparables et s'accordaient pour élever de génération en génération une jeunesse saine de corps et d'âme ».

Plus tard, pour ne parler que des pédagogues français, tous, depuis Rabelais et Montaigne, ont reconnu la nécessité de ne pas s'occuper de la seule intelligence de l'écolier au détriment de son développement intellectuel (1). L'auteur des *Essais* écrit en effet : « Ce n'est pas une âme, ce n'est pas un corps qu'on dresse ; et comme dit Platon, il ne faut pas les dresser l'un sans l'autre, mais les conduire également comme un couple de chevaux attelés à un même timon. »

Et Jean-Jacques Rousseau, dit : «Voulez-vous cultiver votre intelligence? cultivez les forces qu'elle doit gouverner, exercez continuellement votre corps ; rendez-le robuste et sain pour le rendre sage et raisonnable, qu'il agisse, qu'il courre, qu'il vive, qu'il soit toujours en mouvement, qu'il soit homme par la vigueur et il le sera bientôt par la raison. »

Enfin le docteur Ph. Tissié (de Pau) a résumé l'historique de la question de l'éducation physique en France au siècle dernier.

Ce sont là des pages des plus intéressantes à lire, mais qui malheureusement, sortent un peu du cadre de la question que nous avons à traiter.

Utilité de l'éducation physique chez les enfants des grandes villes.

Dans les grandes villes les enfants qui fréquentent l'école primaire vivent la plupart du temps dans des logements où l'air et la lumière ne pénètrent pas largement. Les pièces sont petites, les occupants nombreux et le seul endroit où les enfants peuvent avoir un peu d'air et de place pour jouer est trop souvent la rue avec ses multiples dangers.

A l'école ils ne sont pas souvent beaucoup mieux que chez eux ; les classes sont encombrées, mal aérées, les cours de récréations sont trop petites et, si les règlements prévoient une quantité minimum d'air et de lumière, il faut bien reconnaître que, dans la réalité, les conditions hygiéniques dans lesquelles se trouvent les enfants à l'école sont déplorables.

Quand on pense que le petit campagnard, qui a pour lui la chance d'avoir de l'air à discrétion a besoin de s'éduquer physiquement cependant, ne serait-ce que pour avoir de la souplesse et de l'agilité, combien doit-on admettre la nécessité de cette éducation physique chez le jeune citadin qui vit dans une atmosphère continuellement viciée.

Cette éducation aura pour but de combattre chez lui la débilité, le défaut de résistance, les déviations ostéo-articulaires, les névropathies et la paresse ; en un mot de développer régulièrement son corps et de lui apprendre à se « débrouiller » dans l'existence avec ses muscles.

(1) Hygiène scolaire des docteurs Méry et Genevrier, fascicule VI du *Traité d'hygiène* de Chantemesse et Mosny.

L'enfant reste à l'école primaire de 6 à 12 ou 13 ans. Lorsqu'il arrive à cette école il provient de deux sources, quelques-uns sortent de l'école maternelle, d'autres directement de leur famille.

Nous n'avons pas à nous occuper de l'école maternelle, mais disons cependant que l'éducation physique a déjà été commencée. Des mouvements de gymnastique éducative des plus simples ont dû être appris aux enfants ; ils ont dû être placés dans des conditions hygiéniques les meilleures par la vie en plein air et par des jeux simples convenant à leur jeune âge.

Ceux qui viennent des familles sans passage à l'école maternelle, sont, presque toujours, vierges de toute éducation physique.

L'enfant entre à l'école primaire. Trois moyens doivent être employés pour le développer physiquement :

1º La gymnastique ;

2º Les jeux ;

3º Les travaux manuels.

GYMNASTIQUE.

La partie scientifique de l'éducation physique est la gymnastique. « Elle a pour but, écrit le capitaine Docx, de donner au corps la plus grande somme de vigueur, de souplesse, de force et de santé possible. Elle est la science raisonnée des mouvements du corps humain et son application à l'éducation générale. Son objet est le corps, mais elle agit de la façon la plus heureuse sur le développement des facultés intellectuelles et morales » (1).

La base de la gymnastique est la physiologie. Elle doit s'inspirer de deux grandes fonctions de l'organisme : fonction de nutrition et fonction de relation. Elle doit favoriser le développement et le bon fonctionnement des organes de la respiration, de la circulation, et aussi de l'appareil digestif et du système nerveux.

Les organes de la respiration et de la circulation seront plus à l'aise et par conséquent fonctionneront mieux dans une cage thoracique large.

C'est donc dire l'importance de la gymnastique respiratoire qui seule est capable d'augmenter le volume de la capacité thoracique.

Il est facile de comprendre que le poumon pouvant mieux se dilater au moment des mouvements inspiratoires le champ de l'hématose augmentera, que le cœur et les gros vaisseaux ne seront pas gênés.

« D'autre part ce développement de la cage thoracique permettra les efforts des membres supérieurs, car ce n'est que lorsque la cage thoracique est fixée en inspiration, que les muscles des membres supérieurs peuvent se contracter prenant un point d'appui par leurs attaches sur la charpente osseuse du thorax » (2).

Il est bien évident que pour cette gymnastique respiratoire soit utile, il faut la collaboration du médecin scolaire. Suivant la formule du docteur de Pradel il faudra que le médecin scolaire soit le guide et le contrôleur scientifique; l'éducateur, le collaborateur et le guide pratique.

(1) Citation de Dufestel, *Loc. cit.*
(2) Méry et Genevrier, *Loc. cit.*

C'est au médecin qu'incombera le soin de voir si les voies respiratoires supérieures sont perméables. Il devra conseiller aux familles de faire enlever les végétations adénoïdes, les amygdales hypertrophiées, les cornets hypertrophiés, les déviations de la cloison, etc. Par suite des conditions de son existence à la ville, le petit citadin ne sait pas respirer il faudra le lui apprendre.

« L'éducateur devra, dit Démeny (1), s'attacher à éviter l'essoufflement, les troubles de la respiration et de la circulation dans les grands efforts musculaires ; à rechercher toujours l'accomplissement normal de ces fonctions pendant l'exécution du travail. »

La gymnastique respiratoire est donc la base la plus importante de l'éducation physique à l'école primaire. Des exercices spéciaux de respiration devront être faits par les instituteurs fréquemment, plusieurs fois par jour à chaque sortie de classe, pendant la classe même, en aérant celle-ci. Nous ne voulons pas nous substituer aux professeurs de gymnastique, aussi n'insisterons-nous pas sur les méthodes employées; tout le monde est d'accord aujourd'hui pour préconiser l'inspiration nasale et l'expiration libre : les mouvements seront lents, 15 à 20 à la minute, synchrones aux mouvements respiratoires normaux avec accompagnement ou non de mouvements des bras.

Les muscles de l'abdomen devront être ensuite l'objet de la sollicitude de l'éducateur, il faut donner aux organes de la digestion une « sangle » capable de les soutenir ; non seulement les ptoses sont combattues de cette manière, mais la digestion est améliorée. Le système nerveux est régularisé par la gymnastique, par suite de la coordination des mouvements, leur amplitude, leur force.

Le système musculaire sera exercé en vue du développement harmonieux du corps, ce sont donc tous les muscles que la gymnastique devra chercher à développer.

Le squelette se développera également par la gymnastique par l'intermédiaire du système musculaire.

Un des buts le plus important de la gymnastique c'est le perfectionnement de la coordination des mouvements : elle doit également favoriser la croissance.

La leçon de gymnastique doit se faire au plein air. Ceci doit être une vérité pour les exercices respiratoires surtout.

Elle doit avoir lieu à une certaine distance des repas pour ne pas gêner la digestion.

Enfin, elle doit autant que possible intéresser l'enfant. C'est là la tâche la plus difficile de l'éducateur. Si l'enfant s'ennuie ou ne prend aucun goût à la leçon de gymnastique, il n'en tirera pas de profit.

Il faudra donc que la leçon soit très courte, que les exercices soient variés.

« La leçon, dit Demeny n'est pas une juxtaposition artificielle d'exercices quelconques, ni une combinaison de mouvements de fantaisie ; c'est une sélection de moyens de perfectionnement dans un ordre logique » (2).

____

(1) Cité dans Méry et Genevrier, *Loc. cit.*
(2) Citation de Dufestel, *Loc. cit.*

Les Méthodes.

Trois grandes méthodes principales se disputent la faveur des éducateurs des enfants des écoles primaires : 1° La méthode allemande dite acrobatique ou aérienne; 2° la méthode suédoise; 3° la méthode française.

Il suffit de lire les quelques lignes que nous venons de consacrer à la façon dont nous comprenons la gymnastique pour voir à laquelle des trois méthodes vont nos préférences.

La méthode allemande ne se propose pas le but que nous cherchons à atteindre chez les enfants des écoles : le développement harmonieux du corps. Seuls, des élèves bien doués peuvent accomplir cette gymnastique athlétique.

Cette méthode a été introduite en France par Clias et Amoros.

L'emploi de nombreux agrès ne la rend pas pratique à l'école, et parmi les appareils employés plusieurs amènent des déformations du corps, ce qui va, encore une fois, totalement à l'encontre de ce que nous nous proposons d'obtenir.

Par contre elle développe certaines qualités d'agilité, d'audace et de décision que l'on ne doit pas négliger.

La méthode suédoise créée par Ling est tout le contraire de la méthode allemande; imitant en cela l'éducation physique propre aux Grecs elle convient à tous.

Elle seule repose sur une base physiologique. Dans le *Traité sur les principes généraux de la gymnastique*, deux des disciples de Ling, Liedbeck et Georgii exposent le principe de la méthode qui est de faire travailler les muscles qui dans la vie n'ont que rarement l'occasion de faire des efforts suffisants pour se développer. Pour permettre à ces muscles de se développer graduellement, Ling a imaginé des *mouvements d'opposition* dans lesquels interviennent l'éducateur ou un camarade quelconque et qui permettent de faire une résistance en rapport avec la force musculaire de l'élève (1). La gymnastique respiratoire a été une des grandes préoccupations de Ling.

Contrairement à la méthode allemande, les appareils sont réduits au strict minimum, ce sont : une poutre appelée bomme, un espalier, des bancs. Le cas échéant, le mobilier scolaire peut servir comme agrès. On voit tout de suite l'utilité et la commodité de cette méthode pour l'école primaire. Cette méthode a naturellement ses inconvénients, on lui a reproché d'être plus médicale que pédagogique et de s'appliquer surtout à corriger des attitudes vicieuses. Ce reproche ne nous semble pas très important.

Plus sérieux est le suivant : elle est monotone, partant peu agréable et peu récréative. Les enfants s'ennuient lors de la leçon. Elle exige une surveillance des plus sérieuses des professeurs. Ils doivent avoir peu d'élèves. Les exercices nécessitent de la part de ces derniers beaucoup d'attention et de discipline, car mal exécutés les mouvements sont inutiles, parfois même dangereux.

Peut-on exiger des enfants des écoles primaires cette attention, ce désir de bien faire, cette participation de la volonté aux exercices gymnastiques? Nous ne le pensons pas, car il est difficile de faire comprendre à ces jeunes enfants la nécessité de s'imposer un travail pénible, alors qu'ils comptaient trouver une récréation et un délassement.

(1) Citation de Méry et Genevrier. *Loc. cit.*

Une troisième méthode est venue qui a essayé de rendre la gymnastique attrayante et variée.

E. Dally avait recommandé d'adjoindre aux mouvements fondamentaux du système suédois et en particulier aux exercices respiratoires, les « voltiges aux appareils », et reconnaissait « une valeur de premier ordre à la marche et à la course ».

Actuellement les éducateurs ne recommandent plus la « voltige » comme exercice à appliquer à l'école primaire, mais les grands ont à exécuter des exercices à quelques agrès et les petits ont, pour varier la monotonie de la méthode de Ling, à exécuter des rondes, des pas composés, des évolutions, des distractions gymnastiques.

C'est là la *méthode française* qui, à côté de la gymnastique éducative avec ses exercices de développement, fait une large place à la gymnastique d'application ; graduée naturellement selon l'état physique des enfants.

« Après avoir fourni à l'enfant et à l'adolescent un organisme assez résistant pour soutenir les luttes de l'existence, l'éducation française veut assouplir cet organisme en vue de son adaptation aux mille circonstances ou difficultés qu'il rencontre ; après avoir fabriqué un bon instrument, cet éducateur a le souci de le confier à une volonté à la fois ferme et avisée. A quoi aurait-il servi d'augmenter l'énergie d'un individu si on ne lui avait pas appris comment il peut utiliser toutes ses ressources physiques et comment il peut produire le meilleur et le plus puissant effet avec l'effort le moins considérable. Présentée de la sorte, l'éducation physique revêt un intérêt tout spécial : elle apparaît comme un but précis et effectif. Et il serait intéressant qu'en quelques leçons théoriques on puisse faire connaître aux enfants et aux adolescents tout le bénéfice qu'ils ont à tirer d'une telle éducation » (1).

Le *Manuel d'Exercices physiques* (2) rédigé en France par une Commission composée de représentants des Ministères de l'Instruction Publique, de la Guerre et de l'Intérieur, s'exprime ainsi :

« La gymnastique de développement vise le perfectionnement du sujet et le prépare à l'application. La gymnastique d'application enseigne spécialement à utiliser ses forces ; les jeux et les sports donnent libre cours à l'initiative et développent l'esprit de solidarité et de discipline volontaire.

» La gymnastique de développement et la gymnastique d'application s'enseignent dans des leçons graduées, et avec des moyens aussi variés que possible pour intéresser les élèves. »

C'est là, selon nous, la méthode que l'on doit employer à l'école primaire ; elle seule permet d'obtenir, chez le jeune écolier, ce que M. Demeny demande à la gymnastique : Santé, beauté, virilité et adresse.

PLAN DE LA LEÇON.

Le Manuel d'exercices physiques dont nous venons de parler doit être le guide de tout éducateur physique. La rédaction en est très explicite, très claire et il donne tous les exercices dont doit se composer la leçon.

La leçon doit être quotidienne.

(1) Méry et Genevrier, *Loc. cit.*
(2) Hachette et Cⁱᵉ.

Les enfants ne seront pas groupés par classe mais bien par leur état de développement physique. Ici encore le médecin scolaire aura à intervenir ; il devra indiquer pour chaque enfant, sur la fiche de santé scolaire, quelles séries d'exercices il doit pratiquer, et quels sont ceux trop pénibles pour lui.

On ne devra donc pas se baser comme le dit le Manuel d'exercices physiques, uniquement sur l'âge des élèves.

La durée de la leçon sera d'une demi-heure au moins pour les élèves au-dessous de 10 ans et de trois quarts d'heure au moins pour les élèves plus âgés.

Les leçons ne devront commencer que deux heures après les repas et cesser un quart d'heure avant ceux-ci.

Dans chaque leçon il sera utile de graduer les exercices ; elle sera divisée en exercices d'études, exercices préparatoires de mise en train, leçon proprement dite et finale. Il faut qu'à la fin de la leçon l'enfant ne ressente ni fatigue ni essoufflement. Il faut faire faire à l'écolier des exercices de plus en plus fatigants ou difficiles d'après le développement de son système musculaire et de son agilité.

On lui apprendra ainsi, non seulement à ne pas gaspiller ses forces, mais bien au contraire à les ménager. Le Manuel d'éducation physique dit à ce sujet :

« Une séance doit contenir des séries de mouvements destinés à activer la circulation du sang et la respiration, à développer harmonieusement le système musculaire, à remédier aux mauvaises attitudes, à fixer l'épaule, à dilater la cage thoracique, à redresser les courbures exagérées de la colonne vertébrale et à renforcer les parois abdominales : ce sera le but de la gymnastique de développement. On y fera entrer également des exercices qui donnent la souplesse, l'adresse et l'indépendance des mouvements, perfectionnent des allures normales et ont une utilité pratique dans la vie sociale et militaire : ce sera le but de la gymnastique d'application. »

Il donne également un plan général de la leçon de gymnastique que nous reproduisons.

On remarquera que les exercices respiratoires figurent seulement dans la 7e série. La note suivante remet les choses au point :

« Les exercices respiratoires se font à la suite de tout exercice violent, et chaque fois que le professeur le juge utile pour ramener le calme des fonctions respiratoire et circulatoire ; ces exercices ont donc leur place dans toutes les séries. »

TABLEAU.

PLAN GÉNÉRAL DE LA LEÇON DE GYMNASTIQUE

NATURE DES EXERCICES	BUT, EFFETS A OBTENIR
PREMIÈRE SÉRIE *(mise en train)*.	
Marche, évolution et exercices d'ordre.	Effet général modéré. Éducation du rythme.
DEUXIÈME SÉRIE.	
Mouvements des membres supérieurs et inférieurs dans les attitudes variées.	Développement symétrique du corps. Rectification des mauvaises attitudes. Ampliation du thorax.
Exercices d'équilibre.	Indépendance des mouvements.
Exercices de lances. Oppositions et luttes à deux. Boxe.	Acquérir le sens de l'équilibre et combattre le vertige.
TROISIÈME SÉRIE.	
Suspensions par les mains, appuis et balancement avec ou sans progression.	Amplification plus marquée du thorax. Souplesse du corps.
QUATRIÈME SÉRIE.	
Courses, sautillements, danses. Jeux impliquant l'action de courir.	Effet général plus violent sur la respiration et la circulation. Effet hygiénique plus intense. Applications utiles.
CINQUIÈME SÉRIE.	
Mouvements du tronc ; flexion, extension, mouvements latéraux et torsion avec ou sans engins.	Exercices s'adressant plus spécialement aux muscles du dos et de l'abdomen, et ayant pour effet d'effacer les épaules, de les fixer, d'ouvrir la poitrine et d'effacer le ventre.
SIXIÈME SÉRIE.	
Sauts variés de pied ferme et avec élan. Jeux gymnastiques impliquant le saut.	Dépense maxima d'énergie. Effet hygiénique intense. Application pratique aux sauts d'obstacles.
SEPTIÈME SÉRIE.	
Exercices respiratoires. Marches lentes.	Combattre l'essoufflement et les palpitations et apprendre à respirer.

La gymnastique doit permettre à l'enfant de l'école primaire, déjà un peu grand, de se tirer d'affaires dans les divers cas où les hasards de l'existence peuvent le placer ; à côté de cette gymnastique éducative, la gymnastique d'application devra donc être développée. Les exercices qui sont à la portée de tous, facilement exécutables un peu partout sont à recommander : la marche, la course dosée suivant l'état physique de l'enfant naturellement, grimper à une corde, à une perche, marcher avec aisance sur une poutre horizontale, les sauts sous toutes leurs formes, de pied ferme, avec élan, avec la perche.

Des promenades organisées, les jours de congé aux environs des grandes villes, pourraient servir de leçon d'application. Un arbre couché serait la poutre horizontale rêvée, monter à un arbre sera cent fois plus attrayant pour les enfants que de grimper à une perche ; sauter un fossé, sauter par-dessus une haie avec l'aide de la perche ou de toute autre façon sera de la bonne gymnastique en plein air dont les grands enfants des écoles primaires tireront un excellent profit.

Les promenades ne se développent pas beaucoup en France, cela tient à la malencontreuse application de l'article 1384 du Code civil qui engage la responsabilité du maître en cas d'accident survenu à un enfant placé sous sa surveillance.

Des accidents auront toujours lieu, cela est forcé, je dirais presque mathématique, et si l'État veut voir se développer cette éducation, il faut qu'il substitue sa propre responsabilité à celle de l'instituteur.

LOCAUX.

La leçon de gymnastique doit, comme nous l'avons déjà dit, se prendre au plein air lorsque le temps le permet.

Chaque école primaire doit avoir un gymnase pour le cas de mauvais temps ou de température trop rigoureuse.

Les divers appareils pourront être mobiles de façon à pouvoir être placés dehors ou dans le gymnase suivant le cas.

Le *Manuel d'exercices physiques* indique les mesures suivantes, suivant l'importance de l'établissement :

15 mètres sur 10 mètres ;
18 mètres sur 12 mètres ;
21 mètres sur 14 mètres ;
24 mètres sur 16 mètres ;
La hauteur sera de 8 à 10 mètres environ.

La lumière doit venir d'en haut et de côté. L'aération doit pouvoir se faire facilement au moyen de vasistas.

Le sol à préférer est le plancher bien joint, facilement lavable. Pour les exercices de sauts, des paillassons allongés recevront les enfants. La sciure sera bannie elle fait trop de poussière.

Les bains-douches seront attenants au gymnase ou tout au moins lui seront reliés par un couloir ainsi que le vestiaire, les lavabos et les water-closets.

Le matériel à employer est indiqué dans tous les manuels s'occupant d'éducation physique,

Nous n'insisterons donc pas sur cette question technique; cependant, pour fixer les idées, nous pouvons, d'après Méry et Génevrier, indiquer de quoi doit se composer le minimum d'une installation de salle de gymnastique à l'école primaire:

Une console fixée au mur et portant les crochets de suspension des appareils;
Trois paires d'échelles jumelles;
Trois paires de cordes lisses ou de perches mobiles;
Une échelle pouvant se fixer horizontalement et obliquement;
Une paire de barres parallèles à hauteur variable;
Soixante barres de bois ou bâtons;
Une corde de traction de 8 mètres de long.
Nous ajouterons volontiers:
Quelques perches à sauter;
Une poutre mobile.

Il sera utile que l'enfant ait à sa disposition un vêtement large et ample, ne comprimant en aucun point le corps. La ceinture qui faisait autrefois l'ornement indispensable de tout gymnaste se respectant, gêne le jeu des dernières côtes et empêche le développement complet de la capacité thoracique, elle est à supprimer totalement.

Il serait utile également que les enfants puissent changer de sous-vêtements et de vêtements pour la leçon de gymnastique. Chaque fois que cela sera possible cette pratique sera à recommander.

Le docteur Dausset a demandé que les leçons de gymnastique aient lieu à l'école le torse nu pendant les jours de beau temps; c'est là une pratique qui semble excellente mais qui rencontrera, craignons-nous, une opposition sérieuse de la plupart des parents et des maîtres.

Dans les villes traversées par une rivière ou situées à proximité d'une rivière, un exercice d'application excellent et des plus utiles est la natation.

Les élèves auront d'abord appris les mouvements de natation de pied ferme.

Ils seront ensuite conduits de préférence dans les établissements de bains où la surveillance est plus commode et le danger d'accidents moins grand.

Dans les villes où il existe des piscines on pourra également conduire les enfants dans ces établissements. La température de l'eau ne devra jamais être inférieure à 20 degrés; la durée du bain ne devra pas dépasser 15 à 20 minutes.

Le meilleur moment à employer est celui qui suit la classe du soir.

Les Jeux.

A côté de la gymnastique et peut-être en première ligne, nous devrions placer les jeux. C'est, en effet, de tous les moyens d'éducation physique celui que l'enfant acceptera le plus volontiers.

Il faut que l'enfant joue; c'est une vérité sur laquelle il n'est pas nécessaire d'insister. Malheureusement, à l'école primaire des grandes villes, il n'y a pas d'endroit pour que les enfants puissent jouer. Il y a bien naturellement la cour de récréation, mais pour qui a vu les cours étroites de ces écoles où s'entassent et se bousculent des enfants de tailles et de forces différentes, il ne peut être question de jeux,

Il faut aux enfants de l'air et de la place pour jouer, pour que le jeu soit profitable à leur développement physique.

Un des apôtres du jeu pour les enfants, le commandant Converset, du 102ᵉ régiment d'infanterie, à Paris, réclame avec insistance des terrains de jeux pour les écoliers (1).

« Le jeu n'est pas seulement utile à l'enfant il lui est absolument indispensable comme une condition aussi bien de son développement intellectuel que de son développement physique. Le jeu, en effet, n'est pas simplement pour l'enfant un exercice gymnastique propre à favoriser un développement corporel, il constitue aussi un exercice intellectuel, une école d'initiative, de décision et de volonté ; l'enfant n'ayant d'abord que ce seul champ d'activité pour son esprit comme pour son corps »...

... Mais quel est le genre de jeu qui convient aux enfants et suffit-il de lâcher la bande joyeuse dans un corridor étroit et obscur ou dans un préau fermé pour assurer aux joueurs tous les avantages qui viennent d'être énumérés ?

Non certes, et le commandant Converset demande de la place, de l'oxygène, que l'on ne peut trouver que dans des terrains spécialement aménagés par les municipalités pour faire jouer les enfants.

Cette création est désirable, mais dans les grandes villes il est difficile de trouver des terrains à proximité des écoles où les instituteurs puissent conduire leurs élèves tous les jours.

Il appartient aux édiles de s'occuper de cette question qui est la base de l'éducation physique.

Il faudra éviter les terrains humides, quelques ombrages seront utiles pendant la saison chaude.

Un bâtiment simplement construit contiendra le vestiaire, le lavabo, la salle de douches.

Un préau couvert sera nécessaire pour servir de refuge en cas de pluie subite.

Les jeux doivent être enseignés à l'école au même titre que la gymnastique et que les travaux manuels.

L'enfant devra être libre de jouer comme il l'entend, le professeur d'éducation physique devra savoir diriger ces jeux sans en avoir l'air, il devra les faire choisir pour que tous les enfants puissent y prendre part.

C'est assez dire qu'il faut exclure de l'école des jeux où les vigoureux seuls peuvent prendre part ce qui risquerait de faire faire le cercle aux craintifs ou chétifs pour admirer les performances de quelques-uns d'entre eux. Le docteur Le Gendre s'est élevé contre ces jeux sportifs qui entraînent souvent chez les enfants des troubles sérieux et du surmenage physique.

A l'école primaire où les enfants ne dépassent pas douze ou treize ans il ne peut venir à l'esprit de personne d'ailleurs de vouloir implanter les jeux sportifs.

On a divisé les jeux scolaires en jeux récréatifs et gymnastiques suivant la dépense de force ou d'agilité qu'ils exigent.

Il ne nous est pas possible ici d'indiquer les nombreux jeux que l'instituteur pourra recommander à ses élèves. En France, différents manuels, la *Revue d'Éducation*

(1) IIIᵉ Congrès international d'Hygiène scolaire, Paris 1910.

Physique et d'Hygiène (1) donnent à cet égard une longue liste dans laquelle le choix peut largement s'exercer pour les garçons ou les filles.

TRAVAIL MANUEL.

Le travail manuel est le dernier des trois procédés d'éducation physique.

Il est bien entendu qu'il ne s'agit pas ici de travail manuel d'apprentissage, mais bien de travail permettant à l'enfant de développer son adresse. Nous croyons pouvoir citer ici quelques phrases du rapport présenté, par M. Turin, au III⁰ Congrès international d'Hygiène scolaire à Paris et qui pose la question sur son véritable terrain :

« Il n'est personne qui, au moins une fois dans sa vie, n'aura à faire appel à une certaine adresse de main pour confectionner un objet simple dont il aura un besoin immédiat sans pouvoir se le procurer d'autre manière qu'en le façonnant lui-même.

Cette vérité est de tous les jours, et ceux-là seuls en savent le prix qui ont fait appel vraiment à une adresse manuelle qu'ils n'ont pas essayé d'acquérir.

» C'est pourquoi nous pensons que l'on doit donner à l'enfant, d'où qu'il vienne et quel qu'il soit, des notions de travail manuel, lui apprendre non pas un métier mais les préliminaires de tous les métiers, c'est-à-dire l'adresse et la force, la main au service de la volonté.»

A quel âge doit-on commencer le travail manuel ? Dès l'arrivée à l'école, selon nous. Il est bien évident qu'il ne s'agit pas de donner à l'enfant des limes, marteaux, etc., et de le mettre à travailler le fer ou le bois.

Mais l'enfant a du papier à sa disposition et l'on doit lui faire faire des manipulations. On doit lui apprendre à plier ce papier pour en faire des bateaux, des boîtes, lui faire faire des guirlandes qui enjoliveront le préau de l'école le jour d'une fête quelconque.

Du carton pourra être mis à sa disposition, il pourra découper, lorsqu'il sera un peu plus grand, du papier pour faire des menus objets par assemblage ; en un mot, on développera chez l'enfant jeune l'habileté et le goût du travail manuel.

Plus tard, quand il aura onze ou douze ans, par exemple, on le confiera aux maîtres ouvriers, qui seront chargés de lui faire travailler le fer et le bois.

On l'installera à un établi et, à l'aide d'une lime, d'un rabot, on lui fera exécuter quelques travaux qui ne demandent aucun effort sérieux ; petit à petit, plus l'enfant se développera, plus il emploiera des outils nécessitant une dépense physique plus grande.

Un reproche adressé au travail manuel est qu'il développe plus le côté droit du corps, qui doit fournir un effort constant, que le côté gauche. Il n'atteint donc pas le but du développement harmonieux du corps qui doit être le « leit-motiv » de l'éducation physique.

Cet écueil a été évité en Danemark, et la méthode employée pour le travail manuel éducatif, le « Slöjd » est des plus intéressantes. Elle a été rapportée au Congrès dont je parle plus haut, par M. Axel Dam, maître ès sciences, et à qui j'emprunte la description de la méthode. Elle est l'œuvre d'un artisan, M. Aksel Mikkelsen, ins-

(1) Bimensuelle, 426, route de Rouen, Amiens.

pecteur de Slöjd en Danemark, qui fut frappé des positions nuisibles à la santé qu'étaient obligés de prendre les ouvriers dans les ateliers.

Le Slöjd est obligatoire en Danemark, pour garçons et filles. M. Mikkelsen, après avoir fait une étude comparative des divers métiers, a été amené à choisir le travail du menuisier comme convenant le mieux au but demandé à l'éducation physique.

Le Slöjd danois consiste sur l'importance des positions du travail ; il demande qu'elles soient bonnes et saines, ne gênant en rien les fonctions fondamentales de l'organisme, la respiration, la circulation du sang, etc.

On fait prendre aux enfants deux positions fondamentales, l'une pour scier, l'autre pour raboter.

Dans la première position, pour scier par exemple, l'enfant doit avoir le corps droit, les pieds écartés sur la même ligne, et le mouvement à exécuter ne se passe que dans l'articulation coxo-fémorale sans flexion du dos.

La deuxième position prise pour raboter est forcément asymétrique, la main gauche et le pied gauche en avant.

Ce qui fait l'attrait de cette méthode, c'est que tous les travaux qui le permettent sont exécutés des deux mains. On scie et l'on rabote des deux mains par exemple. Les outils sont choisis suivant les indications hygiéniques et adaptés à la force de l'enfant. Les travaux produisant de la poussière sont interdits.

Au début, les mouvements de sciage et de rabotage se font suivant une certaine cadence dont le maître donne la mesure. Étant donné que le travail manuel à l'école n'a pas pour but d'apprendre un métier, nous avouons réserver toutes nos sympathies pour cette méthode qui est de l'éducation physique vraie et scientifique.

Elle exige toutefois des professeurs possédant une éducation pédagogique générale à côté de l'éducation spéciale aux maîtres ouvriers.

Les locaux où le travail manuel s'exécute devront être vastes, bien aérés, bien éclairés. Il ne faut pas les mettre dans des sous-sols où ces conditions ne sont pas remplies.

Des lavabos doivent être à la disposition des élèves.

Le travail manuel doit être journalier ; il faut évidemment ne pas l'ajouter aux heures consacrées au travail intellectuel mais bien diminuer celles-ci en faveur de celles-là.

QUI DOIT ENSEIGNER LA GYMNASTIQUE DANS LES ÉCOLES PRIMAIRES DES GRANDES VILLES.

A la campagne, si l'instituteur seul doit enseigner la gymnastique, dans les grandes villes il y a avantage à ce que des professeurs spéciaux fassent cet enseignement, les professeurs spéciaux doivent avoir une culture générale assez complète.

Il faut se rappeler que le succès de la méthode de Ling est dû à ce que les professeurs des Universités n'ont pas craint d'enseigner la gymnastique eux-mêmes.

Il faut que ces professeurs d'éducation physique, en outre des aptitudes spéciales, aient des connaissances physiologiques et psychologiques sur l'enfant pour faire de la gymnastique vraiment scientifique.

Il faudra qu'ils recherchent, par tous les moyens, à rendre la leçon agréable à l'enfant tout en lui faisant faire l'effort utile qu'il doit attendre de lui.

RECRUTEMENT DES PROFESSEURS D'ÉDUCATION PHYSIQUE.

Comment pourra-t-on recruter des professeurs spéciaux d'éducation physique ?

Il est absolument nécessaire de créer des écoles normales de gymnastique dans les pays où celles-ci n'existent pas encore.

Il suffit de voir les résultats obtenus en Angleterre, en Italie, par exemple, où ces écoles existent, pour être convaincu de leur utilité pour le développement de la race.

Cette création de professeurs spéciaux d'éducation physique aurait comme avantage « de rehausser dans l'esprit du public l'importance de l'éducation physique (1) ».

SANCTION.

Il est nécessaire que l'éducation physique soit une matière obligatoire à l'école ; qu'elle ait aux yeux des maîtres, des élèves et des familles, la même valeur que les autres matières de l'enseignement.

Enfin, de même que des sanctions existent pour les autres branches de l'enseignement, de même il est nécessaire que dans chaque examen de l'enseignement public : certificats d'études, brevets, etc., la part de l'éducation physique soit égale à celles des autres branches de l'enseignement.

Le concours dans les écoles normales comportera une épreuve d'éducation physique ayant un coefficient élevé.

ROLE DU MÉDECIN SCOLAIRE, VÉRIFICATION DES RÉSULTATS.

Dès son arrivée à l'école primaire, l'enfant doit être examiné par le médecin scolaire. Il décidera après cet examen si l'enfant peut suivre les cours complets d'éducation physique ou s'il y a intérêt pour lui à être dispensé de certains exercices.

Les nombreux enfants atteints de déviation de la colonne vertébrale suivront un cours de gymnastique orthopédique sous sa surveillance.

Les enfants malades ou infirmes par suite d'accidents ou de la tuberculose ostéo-articulaire qui fréquentent l'école, seront l'objet de ses soins. A tous ceux-ci, il fera faire de la gymnastique respiratoire, mais tout exercice pouvant amener de l'essoufflement, de la fatigue physique seront à proscrire.

Il n'y aura que très peu d'enfants à dispenser complètement de la gymnastique, cette dispense sera prononcée par le médecin scolaire après entente avec le médecin de la famille.

C'est enfin le médecin qui jugera les résultats obtenus chez chaque enfant individuellement.

Il se rendra compte, grâce aux indications contenues dans la fiche scolaire, si l'enfant a réellement profité de l'éducation physique.

(1) Dufestel, *Loc. cit.*

CONCLUSIONS

En résumé nous estimons que l'éducation physique doit être enseignée à l'école primaire au même titre que les autres facultés.

Cette éducation physique doit reposer sur des bases scientifiques. Elle est indispensable pour développer harmonieusement le corps humain. L'éducation physique doit grouper la gymnastique, les jeux et les travaux manuels éducatifs.

Des professeurs spéciaux sont nécessaires pour cet enseignement dans les écoles primaires des grandes villes.

Ils devront sortir d'écoles normales de gymnastique dont la création est utile dans tous les pays, parmi lesquels la France, où ces écoles ne sont pas encore organisées.

Tous les examens et concours de l'Enseignement public devront comprendre des épreuves d'exercices physiques ayant même coefficient que les matières considérées jusqu'ici comme les plus importantes.

De cette façon les professeurs, les familles, les enfants attacheront, à l'éducation physique, l'importance à laquelle elle a droit.

VŒUX

Nous avons l'honneur de proposer au Congrès de discuter les vœux suivants et de les approuver s'il y a lieu.

Les membres du Congrès international de l'Éducation physique réunis à Paris émettent les vœux suivants :

1° L'éducation physique devra faire partie de l'enseignement, dans les écoles primaires au même titre que les autres branches de l'instruction ;

2° L'éducation physique sera rationnelle et scientifique. Elle comprendra la gymnastique, les jeux et les travaux manuels ;

3° L'éducation physique sera quotidiennement enseignée pendant une durée suffisante pour être profitable aux enfants ;

4° Tous les examens ou concours de l'enseignement public comprendront une épreuve d'éducation physique ;

5° Des terrains de jeux seront créés à proximité des écoles des grandes villes ou, tout au moins, des espaces à la disposition des écoliers seront réservés dans les jardins et parcs publics ;

6° Il est indispensable de créer des écoles normales de gymnastique.

PARIS IMPRIMERIE CHAIX (SUCCURSALE B), 11 BOULEVARD SAINT-MICHEL. — 1442-13.

103

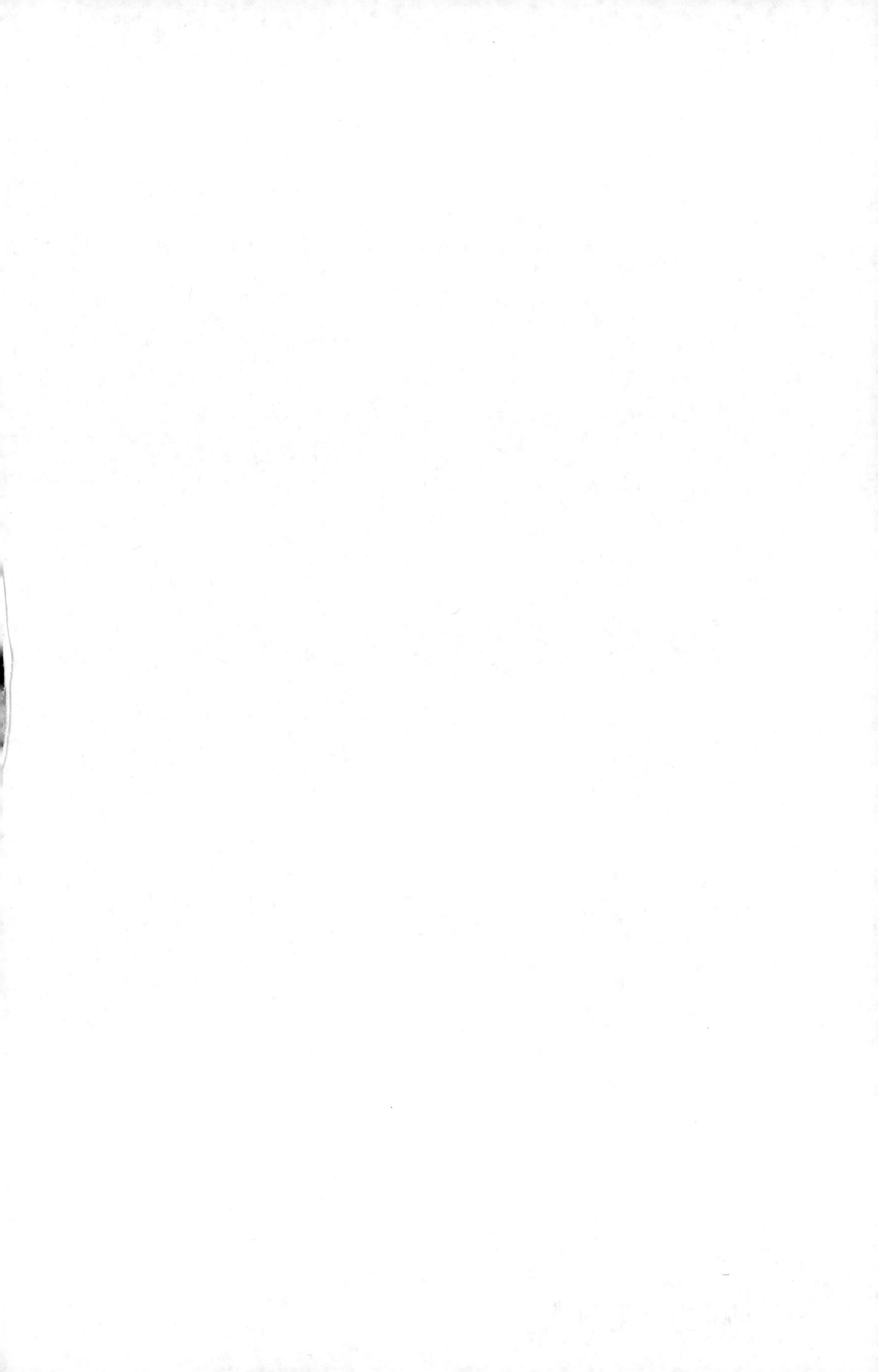